AF468320

DE LA

GOUTTE SCIATIQUE

ET DES

NÉVRALGIES EN GÉNÉRAL

APPLICATION DE L'ÉLECTRICITÉ D'INDUCTION A LEUR TRAITEMENT

PAR LE DOCTEUR **NIVELET**, DE COMMERCY

DEUXIÈME ÉDITION

PRIX : 1 FR.

A COMMERCY, CHEZ L'AUTEUR

1885

TRAITEMENT DE LA SCIATIQUE

Cette affection est l'une de celles où la multiplicité des moyens proposés pour la guérison, est telle que le praticien n'a réellement que l'embarras du choix. Avant d'arriver au moyen curatif par excellence, l'électricité, nous ferons l'énumération de ceux qui ont cours dans la pratique ordinaire.

Déplétion sanguine. — Saignée générale. — Saignée du pied. — Sangsues. — Ventouses scarifiées.

Révulsifs. — Ventouses sèches. — Pommades et liniments irritants. — Vésicatoires volants et à demeure. — Emplâtres de poix, de térébenthine, et autres. — Cautérisation de l'oreille. — Cautérisation transcurrente.

Dérivatifs. — Sudation. — Bains de vapeur simples, sulfureux ou aromatiques. Bains de vapeur à la chaux. — Sudorifiques et diurétiques à l'intérieur. — Purgatifs.

Calmants ou narcotiques. — Baume tranquille et préparations camphrées. — Pommades et liniments composés à la belladone, au cyanure de potassium, au chloroforme, etc. — Injections narcotiques sous-cutanées. — Lavements opiacés, térébenthinés et autres.

Moyens empyriques. — Antispasmodiques et narcotiques à l'intérieur. — Pilules de Méglin. — Aconit. — Belladone. — Térébenthine. — Iodure de potassium, etc. — On peut y ajouter l'acupuncture.

Moyens hydro-thérapiques simples et composés. — Bains simples, sulfureux, alcalins. — Bains de tan, etc.

On le voit, l'arsenal est complet, et encore il est bien d'autres médications que nous avons passées sous silence pour ne nous occuper que des plus importantes.

Parmi tous ces moyens, il n'en est pas un qui n'ait procuré des guérisons, et nous nous garderons d'exprimer du dédain à leur égard. Mais, quand le praticien se trouve en face d'une sciatique, récente ou ancienne, il manque trop souvent d'indications précises pour se prononcer pour l'un plutôt que pour l'autre; trop souvent, il est condamné à mettre, au hasard, la main dans le sac.

C'est parce que l'électricité offre sur tous ces moyens une supériorité incontestable, que nous avons entrepris d'éclairer ici les praticiens sur sa valeur réelle et absolue dans le traitement d'une affection qui fait, trop souvent, le désespoir du malade, et le découragement du médecin. C'est parce que tous nos efforts tendent à détruire les préventions que des auteurs malencontreux ont su inspirer contre l'électro-thérapie que nous avons entrepris ce travail.

S'il est un fait propre à donner une juste idée de la valeur de l'électricité contre les névralgies, en général, et contre la sciatique, en particulier, c'est celui que l'on trouve consigné dans le *Traité des applications de l'électricité à la thérapeutique médicale et chirurgicale, de M. A. Becquerel.* Ceux qui ont lu ce traité, savent qu'il a été écrit contre la science nouvelle; ils ont pu se demander, de quels ennuis, de quels désagréments l'électricité avait été cause pour ce professeur, en le voyant la poursuivre de tant d'injustice, et la traiter avec tant de rancune. Or, si M. A. Becquerel nie tous les faits de guérisons de *paralysies,* de *névroses,* d'*aménorrhées,* et de tant d'autres affections, avancés par les électriciens du siècles dernier et de notre époque, il vient affirmer tous ceux qui ont rapport aux névralgies. Mais, entendons-nous bien, il n'affirme que ceux qui lui sont personnels ; car, les jugements injustes et infatués de cet auteur semblent dire à chaque page : il n'y a de bien fait que ce que je fais moi-même.

Pour lui, Mazars de Caselles, Sigaud de Lafonds, Pascalis, rêvaient, ou en imposaient, quand ils prétendaient avoir guéri quelques névralgies par l'électricité statique ou de frottement.

Fabré-Palaprat était dans le même cas avec son électro-puncture.

Seul, le professeur Magendie, dont M. Becquerel fut l'élève, employa l'électro-puncture, d'une manière rationnelle, contre les névalgies ; seul il compta des cas de guérison qui ne peuvent être mis en doute, *parce que M. Becquerel en fut témoin.*

Après lui, le docteur Duchenne, de Boulogne, annonça des guérisons de névralgies par l'électrisation cutanée, c'est-à-dire par une méthode révulsive et dérivatrice. La publication des idées de M. Duchenne porta l'auteur à essayer de cette médication sur une grande échelle. Pendant un an, il traita, par l'électrisation cutanée, *toutes* les névralgies qui se présentèrent dans son service : « *Jamais* il ne put obtenir que « quelques améliorations, et *jamais*, sur une trentaine de « cas, un seul exemple de guérison.

« Ces insuccès, dit-il, me découragèrent d'abord, surtout « quand je pensais aux résultats de Magendie, et cette idée « me conduisit à formuler la méthode à laquelle je donnai, « dans le cas actuel, le nom de *méthode hyposthénisante.* »

Dès lors, la lumière fut faite, et l'électricité put valoir quelque chose !

La méthode hyposthénisante *une fois inventée,* aucune névralgie ne résiste plus à M. Becquerel.

Dix-sept cas de névralgies sciatiques se présentent successivement, et, de tous, *la méthode hyposthénisante* fait justice !

Deux autres cas se présentent en ville, l'un sur Mme la comtesse de ***, l'autre sur le concierge de M. le marquis de ***. L'auteur se complaît à les rapporter en détail, en raison de... la violence des accidents et l'ancienneté de la névralgie; il avait douté de la guérison, et elle eut lieu très rapidement.

Quatorze cas de névralgies *intercostales* guérissent avec la même facilité, et, pour aucun de ces quatorze cas, M. Becquerel n'a été obligé d'aller au delà de six séances.

Trois autres malades atteints, l'un de névralgies *lombo-iliaque ;* l'autre d'une névralgie *lombo-abdominale ;* le troisième d'une névralgie *lombo-iliaque* et abdominale, guérissent aussi parfaitement.

Deux cas de névralgie *crurale* guérissent en cinq ou six séances.

Une névralgie *sus-orbitaire double,* des plus violentes, guérit en douze séances ; une névralgie *sus-orbitaire,* violente et ancienne; et une névralgie *latérale de la tête,* occupant spécialement la région occipitale, ne résistent pas davantage.

Enfin, il est bien d'autres névralgies dont M. Becquerel n'a pas recueilli les observations, et « dans lesquelles le succès n'a pas été un instant douteux. »

Aussi, dans son enthousiasme pour *sa propre méthode,* l'auteur s'écrie-t-il : « Puisse au moins ce mode de traitement « engager les praticiens à essayer une médication qu'il est « si facile d'employer contre une maladie qu'il est souvent « si difficile de guérir *(sic).* »

Quand, en lisant l'ouvrage de M Becquerel, après avoir assisté à tant de scepticisme, à tant de négations, à tant de dénigrements contre la valeur thérapeutique de l'électricité, on arrive aux pages 344 et suivantes, de la deuxième édition, en vérité on se croit dans un autre monde. Nous profiterons de ce moment de bonne exaltation où se trouve l'auteur, pour faire la simple réflexion qui suit :

Si, jusqu'à la découverte de la méthode hyposthénisante, l'électricité ne pouvait rien contre les névralgies, il ne faut pas désespérer de sa valeur à venir dans une foule de cas où M. Becquerel la réduit à rien. Pour voir l'électricité réussir là où elle échouait entre les mains de ce savant professeur, il ne faudra que remplacer par de *bonnes* méthodes les méthodes défectueuses qui ont cours aujourd'hui. Donc, bien loin de décourager ceux qui cherchent, on leur devrait des encouragements.

Nous n'avons pas à discuter ici les appréciations, plus ou moins fondées, que M. Becquerel fait, dans son livre, de la méthode dite *révulsive* de M. Duchenne. Nous voulons seulement relever, à propos de cette méthode, une étonnante contradiction. On lit, page 339, deuxième édition *du Traité :* « En employant l'électrisation cutanée, *je n'ai jamais pu* « *obtenir* que quelques améliorations de névralgies, et *jamais* « un seul exemple de guérison. » Et, plus loin, page 350, toujours à propos des mêmes faits et de la même méthode : « Sur une dixaine de cas de névralgies sciatiques, *j'ai obtenu* « *un seul* succès complet ; je dois avouer qu'il a eu lieu « rapidement et qu'il n'y a pas eu de récidive. »

N'est-on pas autorisé à dire qu'il y a, dans le livre de M. Becquerel, des passages écrits avec une incroyable légèreté ?

La méthode *hyposthénisante* a sa valeur dans le traitement des névralgies, nous sommes loin de le contester ; mais, est-ce à dire qu'elle renferme en elle-même la perfection absolue, et, qu'après elle, il n'y ait plus qu'à tirer l'échelle ?

Nous avons cité ailleurs, et nous rappellerons plus loin

des faits qui mettent en doute son efficacité dans tous les cas. Si nous l'avons vu réussir maintes fois, nous l'avons vu échouer aussi ; et, quelquefois même, elle a produit des aggravations là où les électrisations généralisées nous ont réussi.

En attendant que la science se fasse, que les méthodes s'établissent, se perfectionnent et se précisent, dans les différents cas, sachons nous garder d'un exclusivisme mal entendu. Ne faisons pas de l'amour-propre et de la passion ; faisons de la science sérieuse.

On peut le dire, c'est sur le terrain des névralgies que l'électro-thérapie démontre toute sa valeur, toute sa puissance. Sans vouloir répudier aucun des nombreux modes de traitement que la thérapeutique ordinaire possède contre ces affections, on peut affirmer qu'elle les prime tous.

Si l'on demande comment les courants électriques guérissent les névralgies, nous admettons que les explications tirées de leurs effets hyposthénisants, sont plus satisfaisantes que celles que l'on a voulu trouver dans la révulsion. L'hyperémie cutanée, qui résulte du contact des excitateurs, est trop faible pour qu'on puisse y voir des effets de dérivation que la moindre ventouse produirait d'une manière plus sensible. Et, quant à admettre que les courants constituent une médication perturbatrice ou substitutive, comme le voulait aussi M. Becquerel, nous aimons tout autant revenir à notre théorie, et voir, dans leurs effets curatifs, une harmonisation, un rétablissement d'équilibre des courants naturels (1).

Traitement des névralgies sciatiques par les courants d'induction.

Si les explications plus ou moins rationnelles satisfont le praticien, les guérisons promptes satisfont bien autrement

(1) *Voir* notre *Guide du Médecin électricien*, et notre brochure *De l'Électrisation généralisée.*

le malade, et l'on va voir par les résultats de notre pratique (résultats qui concordent d'ailleurs avec ceux obtenus par M. Becquerel) que dans le traitement des névralgies, l'électricité a le magnifique privilège de guérir *citò, tutò et jucundè.*

1re Observation. — M. C..., de *Mandres-aux-quatre-Tours* (Meurthe-et-Moselle); 60 ans. — Sciatique très ancienne, disparaissant et reparaissant tous les ans, à diverses reprises, et mettant, depuis plusieurs mois, le malade dans l'impossibilité de faire cent pas suivis et soutenus. — Amaigrissement du membre inférieur droit, siège du mal. — M. C..., amené en voiture dans notre ville, est transporté dans mon cabinet.

Après la première séance, il marche déjà à l'aide d'un bâton. — Après la troisième, il peut faire le tour de la ville. — Après la huitième, il est complètement guéri.

Cette guérison remonte au mois de janvier 1859, et ne s'est pas démentie depuis.

2e Obs. — M. D..., de *Contrisson* (Meuse); 32 ans. — Sciatique du côté droit, datant de plusieurs mois, ayant résisté à différents moyens, entre autres à onze vésicatoires volants.

Douleurs violentes qui souvent obligent le malade à s'accroupir à terre et à tenir le membre inférieur dans une extension prolongée.

Guérison en six séances.

3e Obs. — M. S..., de *Vacon* (Meuse); 40 ans. — Sciatique du côté gauche, datant de plusieurs mois, et ayant résisté à une foule de remèdes.

Guérie en cinq séances.

4e Obs. — Mlle V..., de *Toul;* 38 ans. — Sciatique du côté droit, déjà ancienne, et pour laquelle le médecin de Mlle V... avait déclaré qu'il n'y avait plus rien à faire.

Guérie en quatre séances.

5e Obs. — M. F..., ouvrier à la papeterie de *Lisle-en-Rigault* (Meuse); 30 ans. — Sciatique du côté droit, occasionnée et entretenue, depuis quinze mois, par un travail dans des lieux humides.

Guérie en huit séances. — Le malade se munit d'un appareil électrique, dans la crainte d'une rechute.

6e Obs. — M. L..., de *Girauvoisin* (Meuse); 34 ans. — Depuis quelques années, ce malade était sujet à des accès de sciatique qui lui duraient quinze jours ou un mois, plus ou moins. Je lui avais proposé le traitement électrique pour la première crise qui lui surviendrait. En ayant été atteint, en mai 1860, il se fit amener chez moi, en voiture.

Dès la première application, le soulagement fut tel que M. L.., put faire, le lendemain, 6 kilomètres, à pieds, pour venir me retrouver.

Après la deuxième séance, il fut complètement guéri, et depuis, chose remarquable, la sciatique n'a plus reparu.

7e Obs. — M. G..., instituteur, à *Essey* (Meurthe-et-Moselle); 34 ans. — Sciatique du côté gauche, datant de plusieurs mois.

Guérie en trois séances.

8e Obs. — Mme N..., de *Sanzey* (Meurthe-et-Moselle); 35 ans. — Sciatique du côté gauche, datant de plus d'un an.

Cette malade vient passer une semaine à *Commercy*, et s'en retourne guérie.

9e Obs. — M. R.., de *Mont-le-Vignoble* (Meurthe-et-Moselle); 40 ans. — Sciatique du côté droit, peu douloureuse dans le repos, mais fort gênante pour la marche.

Guérie en quatre séances.

10e Obs. — M G..., de *Troussey* (Meuse); 50 ans. — Sciatique ancienne du côté gauche, assez douloureuse pour empêcher le malade de se livrer aux travaux des champs.

Guérie en six séances.

11e Obs. — Mme F..., de *Blénod-les-Toul;* 48 ans. — Sciatique du côté droit, ancienne, peu douloureuse, mais continue et persistante.

Guérie en six séances.

12e Obs. — M. D..., employé à la gare de *Pagny-sur-Meuse;* 40 ans. — Malade depuis plusieurs mois et traité, sans succès, par le médecin de la compagnie du chemin de fer.

Guéri en six séances.

13e Obs. — Mme L..., de *Pagny-sur-Meuse;* 55 ans. — Sciatique du côté gauche, très ancienne, à exacerbations violentes; faiblesse et amaigrissement du membre malade.

Guérie en dix séances.

14e Obs. — M. D..., de *Laneuville-au-Rupt* (Meuse); 30 ans. — Sciatique du côté droit, datant de six mois, et mettant le malade dans l'impossibilité de travailler.

Guérie en quatre séances.

15e Obs. — M. R..., ouvrier à la verrerie de *Vannes* (Meurthe-et-Moselle); 35 ans. — Sciatique ancienne, du côté gauche, obligeant le malade a avoir la jambe toujours étendue, quand il est assis, ce qui le gêne fort pour les travaux de son état.

Guéri en huit séances.

16e Obs. — M. L..., de *Gironville* (Meuse); 50 ans. — Sciatique du côté droit, datant d'un mois, ayant succédé à des maux de reins, et empêchant le malade de travailler.

Guérie en deux séances.

17e Obs. — M. M..., de *Saint-Martin-les-Sorcy* (Meuse); 53 ans. — Sciatique du côté droit, déjà ancienne. Douleurs continues modérées, avec exacerbations journalières.

Guérie en huit séances.

18e Obs. — M. M..., de *Chaudeney* (Meurthe-et-Moselle); 34 ans. — Sciatique ancienne, du côté gauche, très douloureuse par moments, et empêchant le malade de se livrer à la culture des champs.

M. M..., guéri en huit séances, et redoutant une récidive, tient à avoir un appareil électrique, afin de pouvoir se traiter lui-même, le cas échéant.

19ᵉ Obs. — M. R..., tailleur, à *Commercy;* 38 ans. — Sciatique du côté droit, récente, mais récidivée de sciatiques anciennes; douleurs violentes, au moindre mouvement, et à certaines positions du membre.

Guérie en quatre séances.

20ᵉ Obs. — Mᵐᵉ B..., de *Boncourt* (Meuse); 58 ans. — Sciatique ancienne du côté droit.

Guérie en cinq séances.

Excepté dans le cas de M. L. ., *6ᵉ observation,* toutes ces sciatiques, plus ou moins anciennes, avaient résisté à une foule de traitements différents. Nous n'avons pas eu à constater que l'ancienneté de la maladie influençât le résultat du traitement électrique : toutes ont guéri, à peu de différence près, dans le même laps de temps.

Dans aucun cas, nous n'avons observé de rechute. Les malades des observations 6ᵉ et 19ᵉ chez lesquels l'affection avait été caractérisée antérieurement par des récidives répétées, n'ont rien éprouvé depuis le traitement électrique, qui remonte à 1860.

Dans un cas, nous avons observé une sorte de métastase de la douleur sur un autre point. Nous avons dit que M. L... *(6ᵉ observation),* s'en était retourné, à peu près guéri de sa sciatique, après une seule séance, et qu'il put, le lendemain, venir nous trouver à pieds. Mais alors, il accusait une douleur dans la paroi latérale droite du thorax; il était atteint d'une névralgie intercostale qui céda elle-même à une seule séance, localisée d'abord et généralisée ensuite. Cette observation est donc intéressante au point de vue des métastases que les électrisations localisées peuvent déterminer, mais que les électrisations généralisées nous paraissent propres à prévenir.

Le principe de la généralisation des courants a, d'ailleurs, trouvé sa justification dans plusieurs de ces cas. Ainsi, la méthode hyposthénisante produisait des aggravations chez M. D... *(2e obs.)* : une seule électrisation généralisée le soulagea immédiatement, et deux autres amenèrent la guérison radicale. La méthode hyposthénisante ne donnait que de l'amélioration dans les 5e, 12e, 14e, 19e observations; la guérison complète ne fut procurée que par les courants généralisés.

Une objection que l'on ne trouve pas dans M. Becquerel, mais qui nous a été faite plusieurs fois, est celle-ci : l'électricité qui se montre efficace contre la sciatique chronique, réussirait-elle aussi bien contre la sciatique aiguë? Les observations 2e, 6e, 19e, répondent à cette question. C'est dans les cas de ce genre que nous avons vu les courants, appliqués à sec, amener des aggravations.

Pour compléter l'histoire des sciatiques que nous avons eu à traiter, et pour présenter l'électricité sous un jour tout à fait impartial, il nous reste à parler aussi de nos insuccès.

Moins heureux que M. Becquerel qui n'en signale aucun, nous en comptons deux : l'un sur M. S..., de Bar-le-Duc, le second sur M. de T..., de Nancy.

Dans le premier, nous ne pourrions invoquer une erreur de diagnostic, au point de vue de la nature du mal, puisque M. S... guérit ensuite, après deux saisons aux eaux.

Mais, nous sommes convaincu que, dans le second, cette erreur avait eu lieu. Nous avions été appelé près de M. de T... pour le traiter d'une soi-disant sciatique double. Dès le début du traitement, le siège des douleurs qui étaient concentrées surtout sur la région lombaire et autour du bassin, et l'aspect cachectique du malade nous faisait concevoir beaucoup de doute sur l'état pathologique réel de M. de T... Dix séances administrées avec beaucoup de précautions, ne donnèrent de résultat d'aucune sorte, et le traitement électrique dut cesser. Deux mois après, M. de T... alla aux eaux où sa position ne fit que s'aggraver. Quelque temps après son retour, il succomba à sa maladie, déjà très ancienne, et qui devait consister dans des lésions organiques siégeant dans la région postérieure et inférieure de l'abdomen, ou dans le petit bassin.

Procédés divers pour le traitement des névralgies du nerf sciatique par les courants d'induction.

Méthode révulsive. — Cette méthode à laquelle M. Duchenne, de Boulogne, a attaché son nom, est la plus douloureuse entre toutes celles que l'on peut suivre pour le traitement des névralgies. Elle a été inspirée à son auteur au moment où les expériences de Valleix mettaient en vogue la cautérisation transcurrente contre les sciatiques rebelles.

Dans cette méthode, il est de principe de dessécher préalablement la peau avec de la poudre de riz ou de lycopode, et d'agir sur les points douloureux avec des excitateurs secs, principalement avec le fustigateur. Il est de principe aussi, de mettre en jeu des courants à très forte tension.

Voici quels sont les phénomènes physiques et physiologiques qui se passent alors. L'épiderme qui, à l'état sec, est mauvais conducteur des courants électriques, recevant le courant amené par les excitateurs métalliques, et ne pouvant lui livrer passage, en raison des conditions de non-conductibilité où il se trouve, il y a à la rupture du circuit, c'est-à-dire à chaque fois que l'un des excitateurs quitte l'épiderme, production d'étincelles électriques qui agissent sur la sensibilité cutanée, et y donnent une sensation de brûlure, ou de coups d'aiguilles multiples et répétés. C'est dans ce phénomène que l'on a voulu voir quelque chose d'analogue à ce qui se passe dans l'action du fer rouge ou des acides concentrés. Mais cette analogie n'existe que pour les effets produits sur la sensibilité : elle manque complètement eu égard aux lésions organiques produites sur la peau. Quel que soit le degré de la tension électrique, quelle que soit l'intensité de la douleur produite, tout rentre dans l'état à peu près normal aussitôt que le courant cesse d'agir, et les signes d'hyperémie sur lesquels on a voulu fonder une dérivation sont à peine appréciables. Quelquefois, il est vrai, il se produit un peu d'érythème, ou même quelques phlyctènes sur les points où sont appliqués les excitateurs. Mais, ces effets sont bien plus sous la dépendance de certaines dispositions spéciales du système cutané, qu'ils ne sont le résultat de la force de tension des courants. Jusqu'alors, nous ne les avons vu se produire que deux fois, sur des sujets du sexe féminin, et dans des applications faites à la nuque et à la face. Dans un grand nombre d'autres cas, des courants à tension plus forte, et bien plus longtemps prolongés, n'ont rien produit d'analogue.

Quoi qu'en dise M. Becquerel, la méthode révulsive a produit des guérisons. Nous les expliquerons par les modifications que les courants électriques, surtout ceux d'induction, peuvent apporter dans l'état pathologique de la peau, c'est-à-dire dans les altérations des fonctions de cette membrane. Un fait que tous les électriciens ont pu remarquer, c'est que, sous l'influence des courants d'induction, à tension un peu forte, et appliqués à sec, il se produit sur l'enveloppe cutanée des phénomènes d'excitation de ses organes excréteurs ; c'est que ses follicules entrent dans une sorte d'orgasme sous l'influence de l'action électrique, et que les phénomènes désignés sous le nom de *chair de poule* s'y dessinent de la manière la plus saillante. Quand on réfléchit que la plupart des névralgies proviennent de refroidissement, c'est-à-dire d'altération dans les fonctions du tégument externe, faut-il s'étonner qu'une puissance capable de produire instantatément de tels effets sur les organes essentiels de ces fonctions, y remplisse le rôle d'un agent thérapeutique efficace?

La méthode révulsive, telle qu'elle a été formulée par M. Duchenne, n'en comporte pas moins en elle-même les plus graves inconvénients. Si elle peut se justifier en principe, elle doit être combattue dans ses exagérations. Elle est très douloureuse et effrayante pour les malades; elle amène fréquemment des syncopes qui intimident le praticien et le rebutent vite.

Métodhe hyposthénisante.—Nous appellerons cette méthode la méthode Becquerel, bien qu'elle soit fondée sur des faits d'électro-physiologie étudiés par d'autres savants, et en particulier par M. Matteucci. Ces faits, observés d'abord sur les animaux, l'auraient été ensuite sur l'homme par M. Becquerel; mais cet auteur ne rapporte pas les expériences sur lesquelles il fonde les principes de sa méthode. Il se contente d'établir : que les courants électriques émoussent la sensibilité générale des nerfs sur la continuité desquels on les fait agir, et que, lorsque ces organes sont atteints de névralgie, les courants font disparaître la sensibilité morbide.

M. Becquerel employait des excitateurs humides. Il fixait le pôle positif à l'extrémité central du nerf malade, et il promenait le pôle négatif sur les points de la périphérie où les rameaux du nerf se distribuent.

Ses expériences avaient été faites par l'application des courants continus : cependant, dans les applications thérapeuthiques, il se servait de courants d'induction, et même il donnait la préférence aux appareils magnéto-électriques.

Quant au sens à donner au courant, tout en reconnaissant qu'il vaut mieux employer un courant direct ou centrifuge, que les effets sont alors plus complets, plus positifs et plus rapides, il établissait aussi que l'on peut obtenir l'hyposthénisation avec le courant inverse ou centripète.

La méthode hyposthénisante a sur celle de M. DUCHENNE l'avantage de poser le principe de courants plus modérés. Cependant, on reconnaît aux faits pratiques rapportés par M. BECQUEREL, et surtout à sa prédilection pour les appareils *magnéto-électriques*, qu'excepté à la tête et à la face, il avait tendance encore à abuser des courants à trop forte tension. Nous l'avons dit ailleurs, et nous le répéterons ici : cette manière inconsidérée d'appliquer l'électricité, trop commune aux praticiens les plus en renom de la capitale, a nui et nuit encore tous les jours, plus qu'on ne le peut croire, au progrès de l'électro-thérapie.

Méthode mixte de l'auteur.— La méthode que je suis pour le traitement des névralgies en général, et de la névralgie sciatique en particulier, participe des deux méthodes précédentes, quant au principe de la localisation des courants; mais, elle en diffère complètement par la nécessité, que je pose aussi, en principe, de généraliser les courants dans la plupart des cas, et aussi par le mode différent que j'ai adopté pour leur administration.

Et d'abord, je repousse, d'une manière absolue, les appareils *magnéto-électriques* auxquels je ne reconnais que des inconvénients : maniement incommode; action dure et saisissante sur la sensibilité; moyens de graduation défectueux, si on les compare à ceux des appareils *volta-magnétiques*.

Au principe des courants à tension forte je substitue celui des courants à tension très modérée. Au lieu de séances de cinq minutes, je laisse agir les courants pendant trois quarts d'heure et une heure.

Voici quelle est ma manière de procéder :

Après avoir questionné le malade sur le siège de ses douleurs passées et présentes ; après m'être assuré du siège du mal par la pression des doigts, exercée sur les reins et sur le trajet du nerf sciatique; après avoir fait exécuter au membre malade différents mouvements pendant lesquels la douleur apparaît ou s'exacerbe, je complète ce diagnostic du siège du mal par le moyen de l'électricité elle-même. A cet effet, je fixe à la plante du pied, du côté malade, une grande plaque en rapport, par un cordon conducteur simple, avec le pôle négatif. Un autre cordon, en rapport avec le pôle positif, est armé du frictionneur, lequel se fixe sur un long manche qui isole l'opérateur.

L'appareil étant monté alors à un degré de tension moyenne (courant de premier ordre; intermittences rapides), le frictionneur est promené lentement, d'abord sur les reins, surtout à leur partie inférieure, puis sur la région fessière et tout le long de la face externe et postérieure du membre malade, suivant le trajet du nerf sciatique et de ses divisions.

Dans cette première opération, non seulement les points douloureux indiqués par le malade, s'exacerbent au passage du frictionneur, mais, on voit se révéler des points douloureux que le malade n'accusait pas auparavant.

Le diagnostic du siège du mal étant ainsi complété, je fixe une plaque, en rapport avec le pôle positif, sur le point douloureux le plus supérieur, et une autre, en rapport avec le pôle négatif, sur le point le plus inférieur, et je laisse le courant agir ainsi, à intermittences lentes, pendant une heure, s'il n'y a pas de points douloureux intermédiaires. Si, au contraire, il en existe un ou plusieurs, je déplace, tous les quarts d'heure, la plaque supérieure, pour la faire agir successivement sur chacun de ces points. Je termine la séance par des frictions sur tout le côté externe du membre (intermittence rapides) en ayant soin d'arrêter le frictionneur, pendant une ou deux minutes, sur chaque point douloureux.

Le lendemain, je donne une électrisation généralisée, à courant très faible, à peine perceptible pour le malade (courant de premier ordre; intermittences lentes). Pour cette opération, je place, sous la plante des deux pieds, une grande plaque, en rapport avec le pôle négatif, et je mets les deux mains en rapport avec le pôle positif, par un cylindre allongé. — Séance d'une heure.

Le troisième jour, l'électrisation semi-localisée est répétée comme le premier, les pôles étant disposés de même pour les effets hyposthénisants.

Le quatrième jour, l'électrisation généralisée est recommencée, en alternant les pôles sur la deuxième séance, c'est-à-dire, en amenant le courant positif aux pieds et le négatif aux mains.

Dans les cas rebelles, et je considère comme tels ceux qui ne sont pas guéris, ou en voie de guérison pour la sixième séance, je combine le bain de pieds électrique à l'électrisation généralisée, c'est-à-dire, que je place les deux pieds du malade dans un pédiluve alcalin, en rapport avec le pôle négatif, et que j'amène le pôle positif aux mains par le cylindre.

J'ai vu, dans quatre cas, ce mode d'électrisation procurer une guérison immédiate, là où les courants hyposthénisants occasionnaient des aggravations, ou ne donnaient que des améliorations momentanées. Je voudrais pouvoir établir, *a priori*, les indications de ce mode d'électrisation. Jusqu'à présent, je ne l'ai employé qu'empiriquement; seulement, les faits observés me portent à admettre qu'il est surtout efficace contre les névralgies sciatiques qui reconnaissent pour cause l'action d'un froid humide.

Névralgies diverses.

Les considérations pathologiques et thérapeutiques auxquelles nous nous sommes livré, relativement à la névralgie sciatique, s'appliquent aux névralgies en général : il serait superflu d'y revenir ici. Nous nous bornerons à rapporter succinctement quelques observations des différents cas de névralgies que nous avons traitées par l'électricité, et à exposer, en quelques mots, le procédé opératoire particulier que nous avons suivi pour chacune d'elles:

1re Observation. — *Névralgie occipito-pariétale.* — Mme N.., de *Rambluzin* (Meuse), 32 ans. Névralgie à caractères aigus, à exacerbations fréquentes, datant de plusieurs mois.

Très améliorée dès la première application. — Guérie en quelques séances.

Procédé opératoire. — Tube à éponge mouillée (positif) fixé dans le petit espace compris entre le sommet de l'apophyse mastoïde et le pavillon de l'oreille. Un autre tube, relié à l'autre pôle, est promené et fixé quelque temps sur les différents points douloureux. — Séances d'une demi-heure. Courant de premier ordre; intermittences moyennes.

Les éponges mouillées ont été préférées, dans ce cas, afin de pouvoir agir sur le cuir chevelu à travers les cheveux qui remplissaient l'office de corps isolant.

2e Obs. — *Névralgie sous-orbitaire.* — Mme F..., de *Toul,* 34 ans. Névralgie à caractères aigus, datant de trois mois, fréquentes exacerbations. — Guérie en trois séances.

3e Obs. — *Névralgie du mentonnier.* — Mme A..., de *Girauvoisin,* 42 ans. Névralgie ancienne à caractères aigus. — Guérie en trois séances.

Procédé opératoire dans ces deux cas. — Plaque positive sur la région parotidienne. Tube à éponge mouillée (négatif) sur les points douloureux.

4e Obs. — *Névralgie cervico-brachiale.* — Mme F..., de *Commercy,* 34 ans. Névralgie du côté gauche, à caractères aigus, à exacerbations nocturnes tellement violentes que, depuis plus d'une semaine, la malade passait toutes ses nuits sur pieds. — Guérie en huit séance.

Procédé opératoire. — Pôle négatif à la main du côté malade. Frictionneur et plaque fixe (positif) sur les différents points douloureux de la région cervico-brachiale.

5e Obs. — *Névralgie intercostale.* — M. Q..., officier de cavalerie, en garnison à *Commercy,* 35 ans. Névralgie du côté gauche, occupant différents points correspondant à la région du cœur, et donnant lieu à de l'oppression de poitrine dont s'effrayait beaucoup le malade.— Guérie en dix séances, après lesquelles M. Q..., continua à s'électriser lui-même.

Procédé opératoire. — Plaque positive fixée successivement sur les espaces intercostaux, en arrière de la région du cœur. Frictionneur (négatif) promené et fixé sur les points douloureux de la région précordiale.

6e Obs. — *Névralgie sacro-iliaque.* — M. B..., de *Toul,* 65 ans. Névralgie ancienne, du côté gauche, à forme chronique, se compliquant d'un état catarrhal de la vessie avec incontinence d'urine. — Guérie en quinze séances. Amélioration très sensible de l'affection vésicale qui porte le malade à continuer lui-même le traitement.

Procédé opératoire. — Plaque sur la région du sacrum positif). Frictionneur et plaque fixe (négatif) sur les points douloureux. Plaque négative sur la région sus-pubienne pour agir sur la vessie. Ce malade a pris aussi trois grands bains alcalins électrisés.

7e, 8e et 9e Obs.— *Névralgie crurale.*— M. V..., de *Mandres-la-Petite* (Meuse); 55 ans. Névralgie du côté droit, datant de six mois, et mettant le malade dans l'impossibilité de travailler. — Guérie en cinq séances.

M. L..., de *Boncourt,* 60 ans. Névralgie du côté gauche,

datant de plusieurs mois, et gênant beaucoup le malade pour la marche. — Guérie en six séances.

M. B..., garde forestier, à *Vannes*, 34 ans. Névralgie analogue à la précédente. — Guérie en huit séances.

Procédé opératoire. — Plaque ou cylindre (positif) sur le nerf crural, au pli de l'aine. Frictionneur ou plaque (négatif) sur les points douloureux.

Dans tous ces cas de névralgies, des électrisations généralisées ont été alternées, de temps en temps, avec les électrisations semi-localisées.

Je pourrais comprendre ici un grand nombre de cas, à diagnostic douteux, et qui m'ont semblé tenir davantage du *rhumatisme musculaire* que de la névralgie. On sait que le diagnostic différentiel de ces affections n'est pas toujours facile. L'essentiel, c'est que l'électricité triomphe aussi bien des uns que des autres.

Commercy, Imprimerie Cabasse 4—85.

www.ingramcontent.com/pod-product-compliance
Ingram Content Group UK Ltd.
Pitfield, Milton Keynes, MK11 3LW, UK
UKHW020547230726
13925UKWH00006B/2437